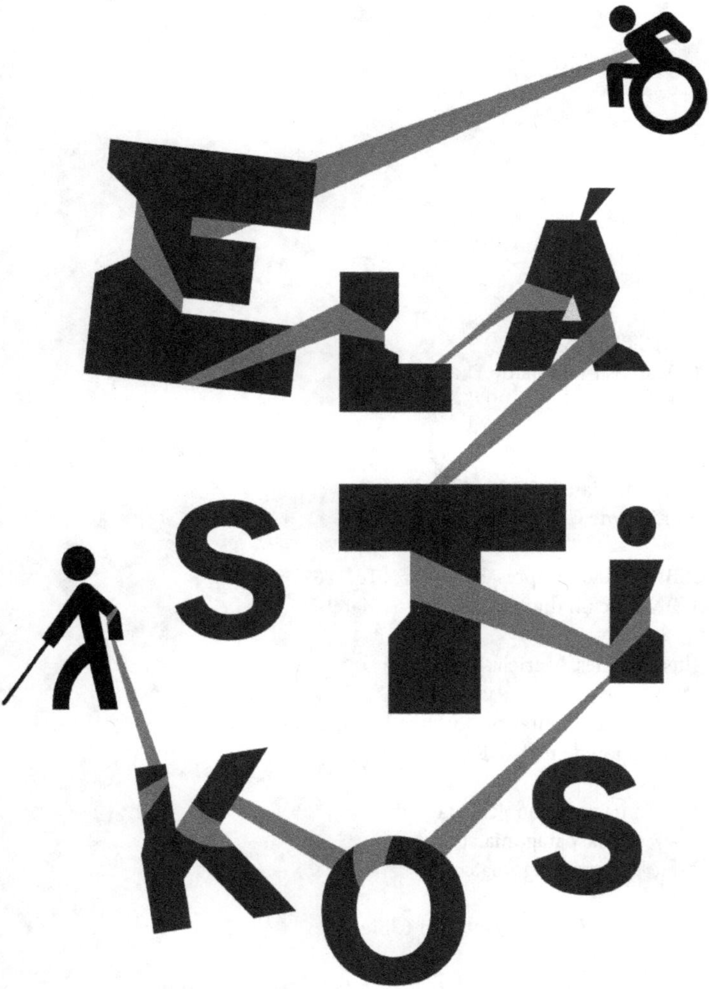
ELÁSTIKOS

ELÁSTIKOS

Pehoé Ediciones
San Sebastián 2957, Las Condes
Santiago de Chile

ISBN Edición impresa: 978-956-6131-88-5
ISBN Edición digital: 978-956-6131-89-2

Ilustraciones: Mariela Rojas
Diseño de portada: Paz Catalán
Diagramación interior: Josefina M. Gajardo
Corrección de textos: Katherine Hoch

Diagramación: ebooks Patagonia
www.ebookspatagonia.com
info@ebookspatagonia.com

Impreso en Chile / Printed in Chile

MARCOS MALDONADO DÍAZ

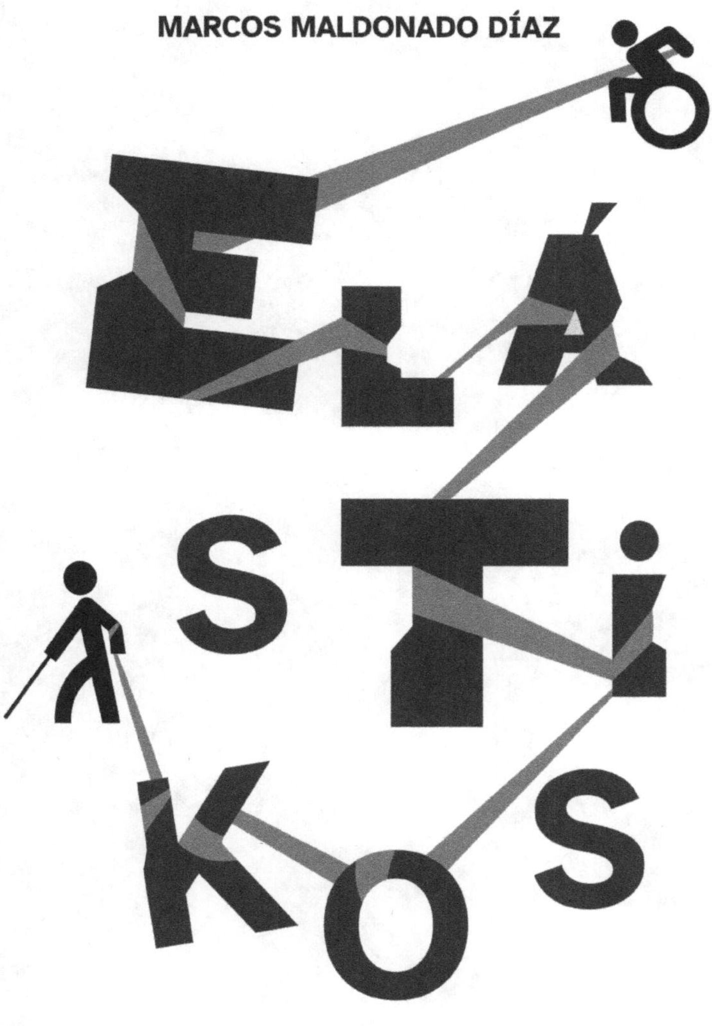

PEHOÉ

Agradecimientos

A mis hijos, por su amor incondicional, su presencia constante y por ser mi mayor fuente de fortaleza e inspiración.

A mis pacientes, cuyas experiencias y enseñanzas dieron vida a las historias que aquí comparto.

A la Editorial Patagonia, por su valioso respaldo, y a Mariela Rojas, por enriquecer cada relato con sus ilustraciones llenas de sensibilidad.

A Elizabeth Bucheli (Q.E.P.D), Manfred Remmele, Luz Zaldívar, Alfredo Schmidt, Robert Brien e Iván Jara, mi sincero agradecimiento por su generoso apoyo, que permitió hacer realidad este proyecto.

A todos quienes acompañaron este proceso, gracias por su confianza y cercanía.

Si nunca intentamos ver el mundo
desde el punto de vista de los demás,
ni recorrer con ellos un tramo del camino,
estamos negándonos a mirar más allá
de los muros del pequeño y confortable
mundo que nos hemos construido.

El cerdo que quería ser jamón,
Julian Baggini

Prólogo

Desde que nacemos, nos enfrentamos a múltiples dificultades. Pararnos luego de caer trae consigo una demanda de tesón y vigor. Asimismo, superar una pérdida nos puede llevar años. Sin embargo, no todos hemos tenido que luchar contra una inminente muerte o cambio dramático de nuestro rol en la vida.

Una característica fundamental que necesitamos para sobrevivir es la adaptabilidad, o sea, la capacidad de ajustarse y responder de manera efectiva a nuevas circunstancias, desafíos o entornos. Las personas adaptables tienen un enfoque flexible, que les permite modificar sus acciones, pensamientos y comportamientos según lo requiera la situación. Esta cualidad implica una apertura a la innovación y a la oportunidad de aprender y crecer a partir de las experiencias.

Soy terapeuta (kinesiólogo/fisioterapeuta) y he trabajado en rehabilitación neurológica por más de veinte años atendiendo a personas de diversas realidades. A muchas de las cuales he acompañado desde su llegada a Cuidados Intensivos hasta la incorporación en su antiguo rol o en su nueva etapa de vida. Así he conocido historias inspiradoras que me motivan a investigar y a elaborar estrategias terapéuticas que mejoren la salud de mis pacientes, su calidad de vida y la de su entorno. Los desafíos que enfrentamos son muy variados y cambian cada día. Muchas de estas páginas nacieron gracias a las conversaciones que tuve con mis pacientes, quienes compartieron conmigo sus experiencias y me permitieron reconstruir, con sus palabras y vivencias, el camino que recorrieron desde su ingreso hasta su recuperación. Poder acompañarlos de cerca y ser parte activa de ese proceso me dio la oportunidad de transmitir sus historias con autenticidad y respeto.

Para contextualizar la importancia de la rehabilitación, primero debemos conocer la realidad al respecto. Si bien cada vez hay más conciencia de los beneficios de practicar actividad física, aún tenemos una población bastante sedentaria.

El sedentarismo es un problema de salud pública que afecta a una proporción significativa de la población mundial. «Según la Organización Mundial de la Salud (OMS), aproximadamente el 27,4% de las personas de 16 años o más se declaran sedentarias en su tiempo libre» (INE). «En América Latina y el Caribe, cerca del 58% de los habitantes tienen sobrepeso, lo que refleja una alta prevalencia de comportamientos sedentarios» (SciELO México). En Chile, la Encuesta Nacional de Actividad Física y Deporte 2018 reveló que el 81,3% de la población adulta es inactiva, y un informe de enero de 2024 indicó que el 26,5% de los adultos mantiene esa condición (Gobierno UDD). Estas cifras reflejan la necesidad urgente de implementar políticas y programas que fomenten la actividad física y reduzcan el sedentarismo.

Bajo esta mirada, resulta igualmente necesario considerar los recursos destinados a rehabilitación. Si bien el porcentaje exacto varía según las prioridades y estructuras de cada sistema de salud, la OMS ha destacado la rehabilitación como una prioridad global con la iniciativa Rehabilitación 2030. En América Latina, el gasto público en salud ronda el 6% del PIB en países como México (CIEP), aunque no se especifica cuánto corresponde a rehabilitación. En Chile, el presupuesto del Ministerio de Salud para 2024 ascendió a $14.464.864 millones, un 8% más que el año anterior (Políticas Públicas USACH), mientras que el gasto corriente en salud subió de 7,04% a 9,75% del PIB. Aun así, los reportes no detallan la inversión concreta en este ámbito.
Más allá de las cifras, varios organismos estatales ofrecen apoyo tanto a pacientes como a cuidadores mediante recursos, formación o asistencia financiera. La cobertura y calidad de estos programas varía entre países, pero su propósito común es fortalecer la capacidad de cuidado y acompañamiento en la gestión del cuidado.

Por lo tanto, es fundamental saber si el paciente ha realizado actividad física antes, porque ese antecedente influye tanto en su condición física como en sus dimensiones cognitivas, emocionales y sociales. Con esa base, podemos considerar su potencial integral —emocional, comunicacional, cognitivo y motor— junto con las disfunciones y los antecedentes médicos que podrían interferir en el entrenamiento. Finalmente, resulta decisivo reconocer las restricciones actuales, que condicionan tanto el inicio como la continuidad de un plan de rehabilitación.

Si bien este libro nace en un contexto chileno, muchos de los relatos y aprendizajes que aquí se comparten pueden resonar en la realidad de cada país y en la vida de cada lector. Su esencia es destacar hitos comunes que nos unen como seres humanos y recordarnos que, frente a la adversidad, la adaptabilidad, el esfuerzo y la valentía son las fuerzas que nos sostienen.

~

A través de un relato amable y accesible de historias de rehabilitación, más algunos datos basados en evidencia y experiencia, pretendo que todo lector pueda identificar áreas de aprendizaje valioso, además de orientar especialmente a pacientes, familiares, cuidadores, terapeutas, médicos y, por qué no, a quienes tienen alguna influencia en las políticas públicas sobre el proceso de rehabilitación de personas que sufren un accidente o enfermedad neurológica.

Les presento a los protagonistas de este libro: **E**lena, **A**strid, Tito, **K**ike, **Ó**scar y **S**antiago. Ellos son los *ELÁSTIKOS*, palabra de origen griego que significa que empuja, impulsa, se aplica al cuerpo que tiende a recobrar su forma y extensión después de ser estirado o deformado. En el fondo, este concepto simboliza la resiliencia: capacidad de adaptarse frente a una situación adversa.

La palabra elástico fue creada durante el Renacimiento (elasticus = dúctil), partiendo del griego ἐλατός (elatos = [metal] forjado, moldeado) y el sufijo -τικός (tikos = relativo a, cómo: cromático, exótico, hermético e hipocrático). De ahí tenemos la palabra elasticidad, o sea, la cualidad (-dad) de elástico. Algunos sinónimos de "elástico" son: adaptable, extensible, flexible, maleable, moldeable. Este libro se llama así principalmente por el proceso de adaptabilidad. Si bien es una realidad que todos los seres humanos vivimos, cuando nos toca enfrentar una lesión de mayor magnitud, como en nuestro sistema nervioso, el concepto más propicio es la neuroplasticidad.

«La neuroplasticidad es la capacidad del cerebro para reorganizarse y formar nuevas conexiones neuronales en respuesta a lesiones o cambios en el entorno. Este proceso permite que otras áreas cerebrales asuman funciones previamente desempeñadas por regiones afectadas, facilitando la compensación de funciones y contribuyendo a la recuperación funcional. Este proceso de reorganización cerebral es fundamental para la rehabilitación y recuperación de la función motora» Cramer, 2011.

«La eficacia de la neuroplasticidad en la recuperación depende de factores como la intensidad y la calidad de la rehabilitación, la edad del paciente y la extensión de la lesión» Lang, 2015.

Es importante destacar que, aunque la neuroplasticidad ofrece un potencial significativo para la recuperación, no siempre puede restaurar completamente las funciones perdidas, especialmente en casos de lesiones cerebrales extensas. Por ello, la intervención temprana y la rehabilitación personalizada son fundamentales para maximizar los beneficios de la neuroplasticidad en la recuperación neurológica.

Por su privacidad, los nombres de los *elástikos* son ficticios. Sin embargo, las historias y cómo han enfrentado el proceso de rehabilitación corresponden a su propia realidad, cruda pero desafiante, que sin duda nos enseñará más de una lección. En este recorrido, primero conoceremos a la persona, su historia y su contexto, para luego adentrarnos en el diagnóstico y en el abordaje profesional del proceso de rehabilitación. De esta manera podremos comprender no sólo la condición clínica, sino también cómo se desarrolla el proceso terapéutico y qué factores influyen en su evolución. Cada caso aporta información clínica valiosa para la práctica en salud, junto con dimensiones humanas que permiten entender la complejidad de la rehabilitación.

Marcos Maldonado Díaz,
2025

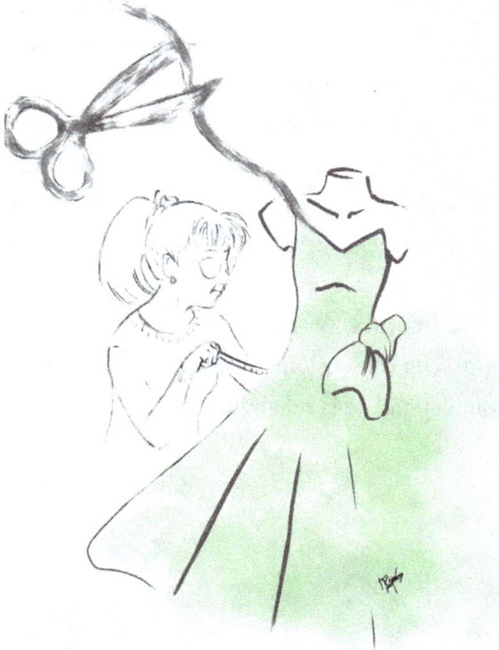

Elena

CAPÍTULO 1

Antes del diagnóstico

Llego temprano, antes de las 8 de la mañana, a revisar las fichas de los pacientes que veré hoy. Me encuentro con 6 casos, personas a las que debo examinar e identificar sus capacidades y limitaciones. Asimismo, indagaré sobre sus hábitos, intereses, relaciones personales, familiares y sociales, si han realizado actividad física, en qué etapa de su vida están y otras tantas de esas particularidades que se develan a medida que vamos relacionándonos con alguien.

~

Empiezo el día conociendo a Elena, de 55 años, separada y con dos hijas. La veo acostada, pero despierta.

Me cuenta que practica equitación. También que le encanta la metafísica, siempre le ha interesado el crecimiento espiritual. Recientemente había terminado la construcción de su nueva casa y pronto celebraría la graduación de enseñanza media de su hija mayor, estaba llena de expectativas.

Ella es diseñadora de moda de alta costura. Se especializa en crear prendas exclusivas y personalizadas, realizadas a mano con los materiales más finos y utilizando técnicas artesanales de diseño. Las prendas de alta costura son hechas a medida para cada cliente. No hay dos piezas iguales, ya que se adaptan a las preferencias, medidas y necesidades del comprador. Ser diseñadora es su profesión y también su pasión, se podría considerar su pasatiempo favorito, trabaja hasta los fines de semana.

Las personas más importantes de su vida son sus hijas y su madre. Tiene muy buenas amigas también, hasta sus clientas se han transformado en grandes amistades.

Sus sueños y metas son lograr la paz absoluta, el equilibrio perfecto y disfrutar de la vida a pesar de los dolores.

Por ahora su diagnóstico es reservado. Como equipo debemos identificar su nivel de movilidad, su tolerancia al esfuerzo, reconocer los medicamentos administrados, contrastar su estado con las imágenes, comunicar al equipo respecto de su estado y establecer objetivos de rehabilitación.

Elena escucha con templanza. Se observa con gran temor, pero a su vez con disposición a participar activamente de su proceso de recuperación.

~

Son las 9 am. Me está esperando Astrid en el gimnasio de rehabilitación. Ella tiene 65 años, es soltera y vive sola. Es una médica reconocida, muy culta, le encanta leer, cuidar de su casa, sus plantas, sus mascotas.

Su historial de enfermedad de columna se inicia desde el nacimiento por haber sido niña hiperlaxa y luego, con la edad, evolucionó a una escoliosis indolora, no reconocida y menos diagnosticada. Posteriormente, se dio cuenta de su asimetría y de la reducción de su estatura en más de ocho centímetros. Empezó a experimentar un dolor que antes no tenía, también pérdida de fuerza en las piernas, que además se adelgazaron, y sensaciones parestésicas de hormigueo que no conocía.

Tuvo una cirugía lumbar y quedó con dificultad para caminar; sin embargo, nada la detuvo para continuar con una alta carga laboral, intelectual y física. Hoy, frente a mí, la veo con una actitud muy positiva, sin embargo, físicamente está frágil. Sentada, su tronco se aprecia débil, y está bastante inestable de pie. Así que comenzamos a definir los primeros pasos de su proceso. Me despido y debo subir rápidamente a ver un nuevo ingreso.

~

Él es Tito, de 68 años. Casado, 3 hijos. Abogado. Ejerce su profesión en forma liberal desde el año 1984. Sus motivaciones van de la mano de tener una vida tranquila y en armonía con su grupo familiar, amigos y conocidos. Le gusta el deporte como espectador, y como aficionado ha practicado el pádel, el tenis y el ping-pong. Sus convicciones o valores son la perseverancia, la tolerancia, la honestidad y la lealtad. Las personas más significativas en su vida son sus padres, hermanos, cónyuge e hijos.

Sus sueños o metas son acompañar a su familia nuclear, en lo familiar, el mayor tiempo posible, y en lo personal, vivir tranquilo y sano y en lo profesional seguir haciendo lo que siempre ha hecho. Tiene un diagnóstico complejo, principalmente, porque será un proceso largo, está con miedo, pero todo el tiempo lo acompaña su esposa, quien le toma la mano con cariño y la seguridad de que ambos saldrán adelante.

Termino de llenar la ficha, me doy vuelta y veo a dos personas, una de ellas llevando en silla de ruedas a quien luego sabré que es su marido. Juntos ocupan un gran espacio y sus rostros reflejan muchas preguntas e inquietudes. Saludo a Kike. Él tiene 67 años, casado con Viviana. Ella es quien, en este caso, contará su historia. Él es médico. Vive con dos de sus cinco hijos. Le encantaba atender a sus pacientes, juntarse con los hijos y nietos, ordenar su terraza, reunirse en torno a su quincho, regar sus plantas de parras y disfrutar de sus uvas. Su convicción principal ha sido nunca olvidar su origen. Su convicción principal ha sido nunca olvidar su origen. Esa raíz lo define como alguien amable y sencillo, solidario y profundamente querido por su entorno. Su relación más significativa es su familia.

Es evidente su dificultad para comunicarse, pero sus gestos lo ayudan para que su entorno comprenda al menos inicialmente lo que quiere expresar. Él tiene afasia. La afasia expresiva, también conocida como afasia de Broca o afasia motora, es un trastorno del lenguaje que afecta la capacidad de una persona para producir palabras y frases de manera fluida. Aunque la comprensión del lenguaje suele permanecer intacta, la producción verbal se ve significativamente reducida y puede ser entrecortada, dificultosa y con frases incompletas.

Este tipo de afasia se debe a lesiones en el área de Broca, ubicada en el lóbulo frontal del cerebro, que es responsable de la producción del habla. Merck Manual, 2022.

Algunas de las estrategias para comunicarse de manera más eficiente con personas que tienen afasia expresiva pueden mejorar la interacción y reducir la frustración tanto para la persona con afasia como para sus interlocutores, son:

Hablar de manera clara y lenta: utilizar frases cortas y claras, hablando lentamente para facilitar la comprensión.

Mantener contacto visual: mirar a la persona a los ojos ayuda a captar su atención y facilita la comunicación.

Evitar conversaciones en grupo: las conversaciones con múltiples participantes pueden ser confusas. Es preferible hablar de uno en uno.

Utilizar ayudas visuales: apoyarse en imágenes, gestos o escritos puede ayudar a transmitir el mensaje de manera más efectiva.

Ser paciente y brindar tiempo: esperar que la persona termine de hablar sin interrumpirla y ofrecerle tiempo para encontrar las palabras adecuadas.

Confirmar la comprensión: repetir o parafrasear lo que se ha entendido para asegurarse de que la comunicación ha sido efectiva. MedlinePlus, 2023.

Sus sueños o metas han sido pagar los estudios de sus hijos, verlos titulados, y a los 75 años dejar de trabajar y disfrutar la vida. Sus proyectos pendientes son viajar y conocer junto a su señora diversos rincones del mundo. Ha sido una persona muy activa, ansiosa y poco conformista. En su juventud jugaba fútbol y tenis, pero desde que se tituló no hizo más actividades físicas.

Sus principales miedos y/o limitaciones eran sufrir un accidente cerebrovascular (ACV), quedar en silla de ruedas y que lo abandonaran. Kike sonríe, me toma la mano de manera muy amable, como intentando comunicar su vida; sin embargo, Viviana, con paciencia y mucho tesón, intenta contarme cada aspecto importante de su marido, de modo que su tratamiento lo enfrentemos de la manera más humana y profesional posible. Siempre mirándolo, de manera que él corrobore todo lo que ella dice con un gesto claro.

~

Ya son las 12 del día, y se encuentra esperando en el otro box Óscar, de 67 años, casado, de profesión ingeniero comercial, dedicado al negocio inmobiliario. Vive con su esposa y su hija menor. Su motivación ha sido mantenerse activo laboralmente en una actividad rentable y que a su vez le permita tener tiempo libre. Sus pasatiempos han sido jugar golf y leer. Cree en la fe católica, en el hombre libre, en el bien general sobre el bien particular y en el mutuo respeto entre los individuos. Las personas más significativas son su mujer, sus hijos, sus nietos, sus hermanos, sus cuñados, y sus amigos.

Sus sueños o metas son tener una vida en paz, ver crecer a sus nietos y que sus hijos sean felices y tener un buen pasar económico. Sus proyectos son haberle dado, junto a su señora la posibilidad de una buena educación a sus hijos. Ha tenido varios logros profesionales y laborales. Sus proyectos pendientes son viajes por Chile y el extranjero.

Él ha sido proactivo, ejecutivo y analítico. Ha practicado tenis, windsurf, esquí en nieve y agua, mountain bike y al momento del accidente practicaba el golf. Óscar es muy alto, tiene escasa movilidad. Sin duda será un gran desafío trabajar con él. Se comunica y tiene a su familia en todo momento. Se ve tranquilo, y aparentemente seguro de que avanzará en su proceso de rehabilitación.

~

Termino la jornada conociendo a Santiago. Él tiene 54 años, ingeniero, vive con su esposa, quien lo motiva a pasar su vida con su familia. Le encanta hacer manualidades en madera, se luce con sus talentos como carpintero o gasfíter aficionado. Sus convicciones están basadas en la lealtad, confianza y seguridad. Sus personas más significativas son su esposa e hijos. Sus sueños o metas son realizar actividades cotidianas. Sus proyectos, tanto familiares como profesionales, ya los desarrolló en totalidad. Tiene una personalidad muy hiperactiva, sin embargo, cuenta con un nivel de iniciativa moderada. Ha practicado poco deporte. Los principales miedos que tiene son llegar a la etapa de jubilación sin los recursos necesarios. Santiago tiene una energía inmensamente desbordante, tengo que advertirle que debemos modularla un poco para que comencemos su proceso cimentando algunas bases.

~

Ya hemos conocido a Elena, Astrid, Tito, Kike, Óscar y Santiago. Cada uno de ellos con una realidad diferente, pero todos, en cierta manera, con la expectativa de participar activamente de su rehabilitación. Ahora conoceremos qué pasó con ellos, cómo cambió su vida intempestivamente.

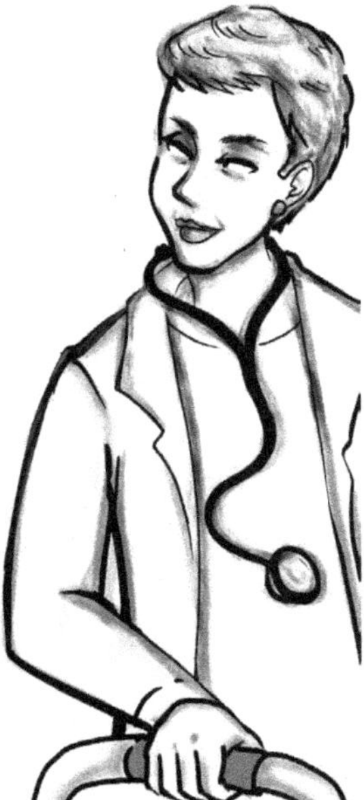

Astrid

CAPÍTULO 2

El diagnóstico

Recuerdo que mi hijo, fanático del fútbol, me contó una historia de un futbolista cuya vida fue sometida a tensiones que lo sacaron de su ambiente por un tiempo y que llegó posteriormente a cumplir el sueño de un país. Me refiero a Sébastien Haller. En junio del año 2022, era confirmado como nuevo jugador del Borussia Dortmund. A los pocos días, el equipo de la Bundesliga confirmaba la baja indefinida del delantero debido a un cáncer testicular que le apartó de los terrenos de juego por un tiempo. El franco marfileño se tenía que someter a varias quimioterapias y una larga recuperación con la que comenzó un camino para volver en el mejor estado posible. Y por fin le ha llegado el premio. Haller logró el gol de la victoria en la final en una nueva remontada de los marfileños. Costa de Marfil había llegado a la final después de una Copa África. Pensaron que estaban eliminados, despidieron a su seleccionador, acabaron entrando como la cuarta mejor tercera de todos los grupos y poco a poco lograron superar a sus rivales con remontadas que les han puesto en lo más alto del continente. Pero la guinda de la torta fue puesta por Sébastien Haller, quién en el minuto 81 lograba colocar el segundo gol del partido y así se proclamaba ante su gente el nuevo campeón de la Copa África.

Si bien no toda lesión ni todo accidente o enfermedad cursa con una recuperación total, o no todas las personas vuelven a hacer exactamente la misma actividad significativa previa, quisiera contar que muchos de mis pacientes tienen ese anhelo inicial, que probablemente es intrínseco a todos nosotros. Como terapeuta debemos motivar a nuestros pacientes a identificar y trabajar objetivos en conjunto, con una mirada más a corto plazo.

Los objetivos SMART son una metodología eficaz para establecer metas claras y alcanzables, especialmente en el ámbito de la salud. El acrónimo SMART proviene del inglés y representa las siguientes características:

Específicos (specific): el objetivo debe ser claro y detallado, indicando exactamente qué se desea lograr.

Medibles (measurable): debe ser posible cuantificar el progreso y determinar cuándo se ha alcanzado el objetivo.

Alcanzables (achievable): el objetivo debe ser realista, considerando los recursos y limitaciones disponibles.

Relevantes (relevant): debe estar alineado con las prioridades y necesidades personales o del grupo.

Limitados en el tiempo (time-bound): debe establecerse un plazo específico para su consecución.

Aplicar esta metodología en el ámbito de la salud permite establecer metas claras y alcanzables, facilitando el seguimiento del progreso y aumentando la probabilidad de éxito. Por ejemplo, en lugar de un objetivo general como "mejorar mi salud", un objetivo SMART sería "caminar 30 minutos al día, cinco veces a la semana, durante los próximos tres meses". Bovend`Eerdt, 2009.

Volvamos a la historia de Elena, quién estaba en su casa recién construida y cae desde el segundo piso por las escaleras y se desmaya. Llega a urgencias con un daño medular parcial grave que le afecta las vértebras C5, C6 y C7; está tetrapléjica (tiene parálisis de brazos, tronco y piernas). Su pronóstico: reservado.

De acuerdo con la Organización Mundial de la Salud (OMS), entre 250.000 y 500.000 personas en todo el mundo se ven afectadas cada año por lesiones medulares que, en su mayoría, se deben a causas prevenibles, tales como accidentes de tránsito, caídas o actos de violencia.

Por su parte, Astrid ha pasado un proceso más largo. Desde que reconoció la existencia de una escoliosis grave a mediados del año 2002, evolucionó con mucho dolor.

La escoliosis corresponde a una deformidad tridimensional caracterizada por una curvatura lateral en la columna vertebral, con ángulo mayor a 10º. Esta es visible clínicamente o a través de una radiografía de columna anteroposterior. Es una curvatura anormal de la columna vertebral que puede clasificarse según su origen y la gravedad de la curvatura. La Clasificación según el Ángulo de Curvatura (Ángulo de Cobb):

Leve: ángulo menor a 20 grados. Generalmente, se recomienda seguimiento y observación periódica.

Moderada: ángulo entre 20 y 40 grados. Se pueden considerar tratamientos no quirúrgicos, como el uso de corsés ortopédicos, para evitar que la curvatura progrese.

Grave: ángulo mayor a 40 grados. A menudo requiere intervención quirúrgica para corregir la curvatura y prevenir complicaciones. AAFP, 2014.

Astrid se percató de que su espalda y la zona lumbar eran asimétricas y tenía reducción en estatura más de ocho centímetros. La operaron de urgencia y encontraron un coágulo grande en el canal raquídeo, pero ya estaba instalada la paraplejia con pérdida total de la sensibilidad y movilidad de ambas piernas, también pérdida total de la propiocepción (sentido de localización de un segmento corporal en el espacio). En enero de 2019 vuelve a trabajar, en silla de ruedas, y pronto empieza a caminar con la ayuda de dos bastones. Su última operación fue en noviembre de 2019, muy compleja con abordaje anterior para forrar las vértebras lumbares con titanio. Y luego, por acceso posterior, logran retirar un fragmento de titanio y un tornillo del mismo material que estaban formando una fístula en zona lumbar, operación que se logró con éxito, reforzando las placas de titanio que ya estaban.

Tito, por su parte, desarrolló una polineuropatía de paciente crítico, que se manifiesta en debilidad generalizada.

La incidencia global es de 2,07/100.000 habitantes al año. La incidencia aumenta con la edad, salvo un pequeño peak en la infancia y entre los 40-50 años, alcanzando la máxima de 6,26/100.000 habitantes al año, pasados los 80 años.

Tito tuvo una neumonía química reactiva compleja que le provocó una estadía en la clínica por más de seis meses, de los cuales estuvo aproximadamente cinco meses en la Unidad de Cuidados Intensivos.

Kike tuvo un ACV dentro de una semana que estaba realizándose exámenes por un alza importante de presión. Según la OMS, cada año 15 millones de personas sufren un ACV, de las cuales 5 millones fallecen y 5 millones quedan permanentemente con algún tipo de discapacidad. El pronóstico fue una hemiplejia (parálisis total de un hemicuerpo), afasia global (limitación para comunicarse). Tuvo su primer episodio de epilepsia, los que se han repetido cada 3 meses, pese a que han bajado en intensidad. Se tuvo que realizar una craneotomía para liberar la presión que ejercía el derrame y toxina botulínica en sus extremidades para mejorar su movilidad.

Óscar tiene espondiloartritis anquilosante (EA), que implica que pierde la movilidad de su cuerpo de manera progresiva, generando rigidez.

La EA es una enfermedad inflamatoria crónica que produce dolor y rigidez en diversos puntos del cuerpo. Suele desarrollarse en adultos jóvenes de entre 20 y 30 años, y se estima que puede existir una predisposición genética para desarrollarla. Se ha estimado que la prevalencia en América Latina es de 10,2 por cada 10.000 habitantes, y es más común en hombres que en mujeres.

Hasta el momento, Óscar llevaba bien su enfermedad con farmacoterapia y prevención en algunas rutinas deportivas. Sin embargo, se cayó jugando golf, lo que le generó una lesión medular incompleta que resultó en una tetraplejia, cuadro similar al de Elena, pero complicado por su enfermedad previa.

Por otro lado, Santiago ha sido diagnosticado con esclerosis múltiple. Enfermedad autoinmune, que daña la funcionalidad de la vaina de mielina —encargada de la velocidad de conducción de nuestros nervios— generando debilidad muscular, alteraciones del equilibrio, la coordinación y fatigabilidad, principalmente.

Se calcula que más de 1,8 millones de personas padecen de esta enfermedad en todo el mundo. Pueden verse afectadas por la enfermedad personas de todas las edades, aunque es más común que se produzca en jóvenes adultos y en mujeres.

«La esclerosis múltiple (EM) es una enfermedad autoinmune crónica que afecta el sistema nervioso central, incluyendo el cerebro y la médula espinal. En esta condición, el sistema inmunitario ataca la mielina, la sustancia grasa que recubre y protege las fibras nerviosas, lo que interrumpe la comunicación entre el cerebro y el resto del cuerpo. Este daño puede provocar una variedad de síntomas, como fatiga, problemas de visión, debilidad muscular y deterioro cognitivo» Mayo Clinic, 2021.

«La esclerosis múltiple suele diagnosticarse entre los 20 y 40 años de edad, aunque puede presentarse en personas más jóvenes o mayores. Es más común en mujeres que en hombres» NIH, 2010.

Los *elástikos* han conocido su diagnóstico. Ellos y sus seres más cercanos, ya se enfrentan a una realidad que cambiará sus vidas, pero aún no cuentan con todas las herramientas necesarias para sobrevivir a este nuevo escenario. A continuación, nos contarán qué pasó con ellos cuando se les comunicó su estado actual.

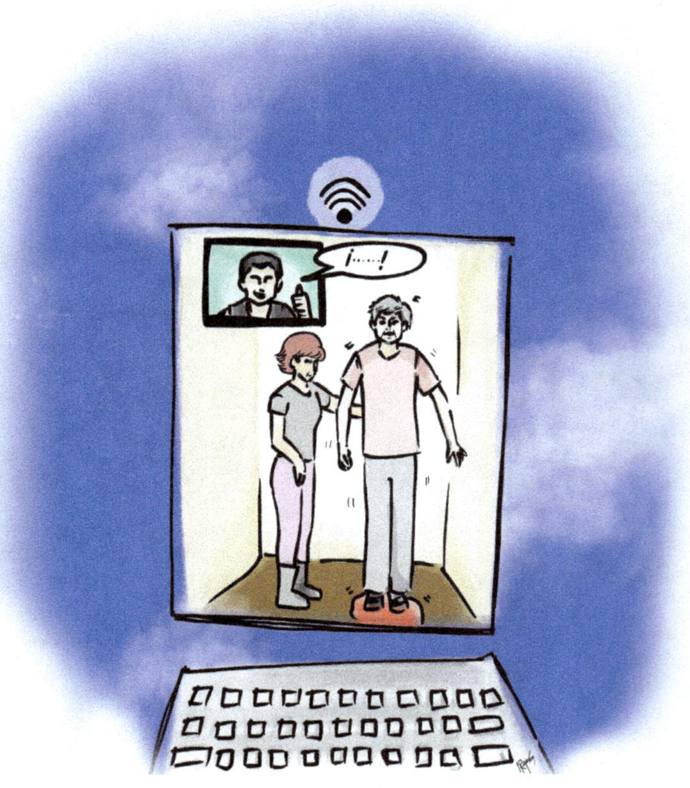

Tito

CAPÍTULO 3
Conociendo el nuevo escenario

No puedo hacerte entender.
No puedo hacer que nadie entienda
lo que ocurre en mi interior.
Ni siquiera puedo explicármelo a mí mismo.
La metamorfosis, FRANZ KAFKA

Un poco de contexto: Gregorio Samsa, protagonista del libro La metamorfosis (1915) de Franz Kafka, un día despierta transformado en insecto. Este cambio simboliza el aislamiento y alienación del hombre moderno.

Es por eso que la frase que aparece como epígrafe de este capítulo es profundamente significativa y puede interpretarse como una expresión desgarradora del aislamiento interior que muchas personas con discapacidad —especialmente aquellas con condiciones adquiridas de forma repentina— pueden experimentar.

Refleja la soledad emocional y comunicativa que surge cuando alguien vive una experiencia corporal y existencial radicalmente distinta de lo que los demás esperan o comprenden. Al igual que Samsa, una persona con discapacidad puede sentir que ha sido empujada a un estado en el que el lenguaje habitual ya no alcanza para explicar su vivencia: el dolor, la confusión, la frustración y la pérdida de identidad no siempre pueden traducirse en palabras comprensibles para los otros.

Kafka da voz al conflicto interno de alguien que se siente atrapado no solo en un cuerpo ajeno, sino también en una realidad incomunicable. Esta imposibilidad de explicar lo que ocurre en el interior refleja una forma de sufrimiento invisible, donde la falta de empatía o de comprensión externa intensifica la sensación de estar desconectado del mundo.

También es revelador el último fragmento: "Ni siquiera puedo explicármelo a mí mismo". Allí se expone la dificultad de comprenderse a uno mismo tras una transformación abrupta del cuerpo o de la identidad. Esta frase no es solo un grito de incomprensión hacia los otros, sino también una expresión de pérdida interna, de no saber ya quién se es.

En las siguientes páginas, podremos conocer los relatos de quienes han atravesado estas transformaciones. Sus voces nos permiten comprender, aunque sea en parte, lo que Kafka intuía: que hay vivencias tan profundas que cuesta ponerlas en palabras. Aun así, lo intentan. Y en ese intento, nos permiten mirar más allá del cuerpo dañado, hacia las historias de adaptación, dolor, resistencia y esperanza.

Elena cuenta que no se hacía preguntas, o no constantemente. Solo visualizaba que iba a volver a caminar y a utilizar sus brazos y manos. Su familia la apoyó en un 100%. El personal clínico superó todas sus expectativas y ella quedó conmovida con la entrega de todos. No se acuerda prácticamente de nada del principio, solo de un enfermero muy amoroso que la dejaba escuchar música de día. Más adelante comenzó a aparecer el resto del equipo. Le hizo muy bien que todos fueron muy positivos y no le dijeron que no volvería a caminar, aunque al principio más de alguno lo debe haber pensado.

Ella fue consciente de inmediato de su caída, sabía siempre en qué estado estaba. Elena cree que se desmayó y que Dios fue bondadoso en salvarle la vida y proporcionarle una nueva oportunidad. Las implicancias de su entorno fueron muchas y muy fuertes, ya que sus hijas no se podían quedar solas en casa, entonces su mamá de 86 años se fue a vivir con ellas. Eso fue tranquilizador para Elena, aunque su hija mayor tuvo que crecer drásticamente. Ella estaba en cuarto medio y lamentablemente no pudo acompañarla en su graduación. Lo del trabajo también fue difícil, porque tuvo que ausentarse y tuvieron hacerse cargo de la tienda con su mamá y la costurera. Durante las pruebas de vestuario le enviaban videos y fotos para que Elena opinara.

Para Astrid fueron bastante complejos sus múltiples procesos de hospitalización, debido a que evolucionó con dolor, pero también desarrolló, posterior a un par de cirugías, un cuadro llamado delirium, que se presenta con confusión, desorientación, somnolencia, cansancio y pensamientos poco claros. Sin embargo, desde que comenzó esta nueva etapa de rehabilitación ambulatoria, se ve muy motivada, tomando un taxi desde su casa y dedicándose ciento por ciento a su recuperación.

Tito, se tomó este diagnóstico con mucho miedo, ya que es una condición de la que desconocía su evolución, sin embargo, su fuerza, constancia y disposición, permitió que, tras 5 meses, comenzara a dar sus primeros pasos. Aún con niveles de dependencia, con baja tolerancia al esfuerzo, pero con logros diarios, pese a que tuvo que adaptarse a una colostomía (operación quirúrgica consistente en dar al colon una vía de salida a través de la pared abdominal), que complicó su autoestima y seguridad, por un buen periodo de tiempo. Sin lugar a dudas, el apoyo de su familia y del equipo médico y terapéutico fue fundamental.

Por su parte, Kike, después de 15 horas, aproximadamente, despertó del coma. Estaba muy confuso y tenía dificultades para comunicarse. Toda su familia estuvo desde el primer momento a su lado. Su esposa comenta que hubo equipos menos cercanos y otros que lo ayudaron mucho y dentro de ellos, un ex compañero de la universidad, que fue quién lo sacó adelante en ese periodo.

Por otro lado, Óscar me comenta que su hermana, quien tuvo una pérdida familiar muy importante hace poco, lo visitó y no se apartó de su lado desde el diagnóstico. Eso generó en Óscar la fuerza y convicción para avanzar y no dejarse morir por su situación actual, ya que veía a su hermana estoica, apoyándolo, pese al dolor que ella estaba pasando.

Finalmente, Santiago ha tenido que enfrentar las consecuencias motoras de su enfermedad, porque su cuadro ha cursado con espasticidad (aumento de tono: mínima contracción visible), espasmos, fatiga, y dolor. Este diagnóstico cambió totalmente sus formas de vivir. El trabajo ya no puede realizarlo como antes y necesita reforzar su confianza y sus convicciones. Tiene infinitos cuestionamientos, entre ellos, quisiera que la vida de su familia no se alterara.

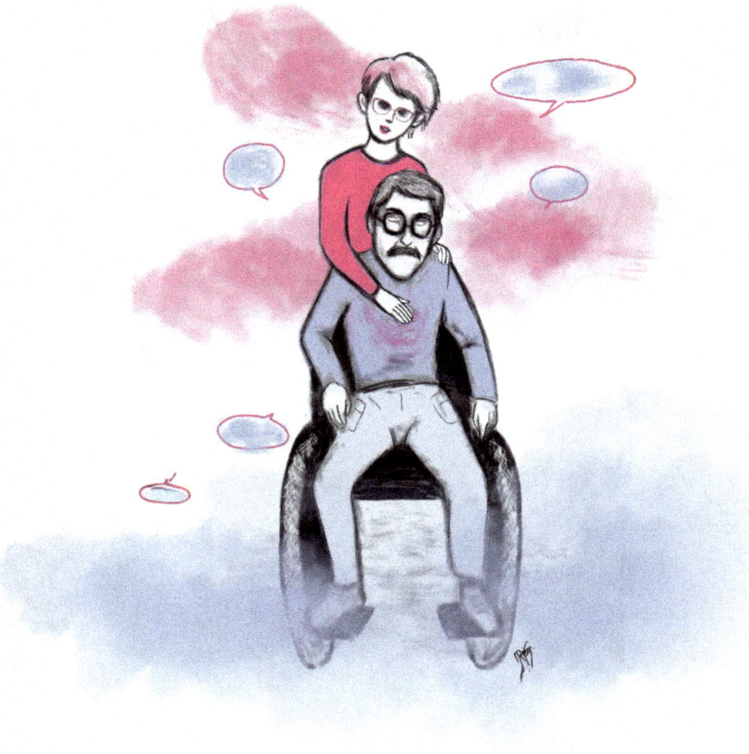

Kike

CAPÍTULO 4

Adaptándose a las nuevas circunstancias

A veces, la vida nos lanza curvas que nunca esperamos. Un accidente o una enfermedad pueden ser como un remolino que nos arrastra hacia un territorio desconocido. En este capítulo exploraremos la importancia de enfrentar la realidad y aceptar que la vida ha tomado un giro inesperado. La adaptación no es un sprint, es una carrera de resistencia.

Mi hija, fanática del arte, me contó esta historia. ¿Sabían que Magdalena Carmen Frida Kahlo Calderón, conocida como Frida Kahlo —quien fue autora de 150 obras, principalmente autorretratos, en los que proyectó sus dificultades por sobrevivir—, tuvo que enfrentar un accidente por el que necesitó treinta y dos operaciones, y estuvo postrada por mucho tiempo?

Quedo impactado cuando conozco a mis pacientes, que no son tan conocidos públicamente, pero que han debido enfrentar situaciones muy similares a artistas como Frida, y han salido adelante al igual que ella u otros personajes de la historia.

El camino está lleno de altibajos. Exploraremos cómo la adaptación es un proceso gradual, repleto de obstáculos, sin un cronograma fijo, pero también con oportunidades para crecer y descubrir la fortaleza interior. Aceptar que la vida ha cambiado puede ser uno de los desafíos más difíciles.

Nos adentraremos en las complejidades emocionales que acompañan a la adaptación, y a través de ejemplos reales y consejos basados en la evidencia científica, mostraré cómo han enfrentado nuestros protagonistas sus sentimientos y cómo han encontrado el equilibrio entre la aceptación y el deseo de avanzar.

Llega el momento crucial: tomar la decisión de levantarse y avanzar, sin importar cuán desafiante pueda parecer. Aprenderemos cómo convertir la decisión de levantarse en una acción firme y cómo cada paso que nuestros protagonistas dan, los llevará más cerca de la vida que desean construir. Cómo transformaron su aceptación en una fuerza impulsadora para recuperar su independencia y reconstruir su vida a través de metas personalizadas. A veces, el enfoque en los logros, grandes o pequeños, puede impulsar para seguir viviendo con confianza.

Ningún viaje se hace solo. Aquí veremos cómo la red de apoyo, la comunidad y el apoyo emocional y espiritual, pueden ser pilares en tiempos de adversidad. Estos elementos son sumamente importantes para lograr el objetivo de mantenerse firme y tener determinación.

Elena ya comenzó este camino, ayudada por su mamá e hijas, quienes tuvieron que madurar rápidamente y asumir nuevos roles en casa para que su negocio siga funcionando. Ella fue dada de alta y tuvo que comenzar la rehabilitación ambulatoria. Adaptó sus horarios para recibir a clientas, para trabajar con su costurera, para brindarle tiempo a sus hijas y a sí misma, de manera progresiva. Siguió los consejos de su equipo de rehabilitación y comenzó a animarse a caminar en tramos cortos. Calculamos cuánto se demoraba al cruzar una calle, las precauciones que debía tomar. Hasta la comencé a ver llegar caminando con un bastón, dispuesta a aprender nuevos desafíos. Pronto comenzaba a decirnos que quería viajar y andar en bicicleta en París. No dudó por un segundo que quería irse de viaje con sus hijas.

Ella dice que el cambio que ve es que está más agradecida de estar viva, su fe se hizo más fuerte, se da cuenta que debía descansar más y buscar en su día a día alguna actividad para disfrutar. La decisión que tomó fue nunca aflojar. En los momentos sombríos suele pensar que no avanza lo suficiente, que se le hace difícil vivir así, que tiene muchos dolores, pero que está en ese proceso. La ayudan sus hijas, sus terapeutas. Además, logra empatizar con personas en situación similar que necesitan mucha ayuda.

Lo emocional es fundamental, aparte de lo físico. Elena cree que habría que prohibirles a los médicos decir hasta dónde uno puede recuperarse y con qué uno no debe conformarse. Así como tampoco limitar la recuperación en el tiempo, ya que cada persona es distinta. Nos indica, además, que se deberían sugerir terapias complementarias. La rehabilitación nunca termina, pero ella también sabe que es un estado temporal. Si bien no se siente como antes, sino más vulnerable, menos fuerte y menos poderosa, emocionalmente tiene más entereza. La percepción de sí misma ha cambiado. Se siente bendecida por esta segunda oportunidad y da gracias a Dios todos los días.

Astrid señala que su realidad está lejos de aquellos períodos de confusión y delirium generados por impregnación con analgésicos opiáceos que indujeron incluso a plantear a los médicos tratantes en visita conjunta, que tendrían que enviarla a un hogar de ancianos y declararla interdicta (acto judicial mediante el cual se priva a una persona de la facultad de actuar por sí misma por estar incapacitada para hacerlo). Aquella palabra, "interdicta", le retumbó en la cabeza y la acompañó un pensamiento de espanto: "Estas buenas personas quieren enviarme a la casa de Orates. ¡¡¡Astrid, tienes que escapar!!!". La percepción de peligro mayúsculo consiguió la liberación de adrenalina necesaria para permitirle despertar, regresar del delirio a la realidad y normalidad del pensamiento. Comenzó a trabajar en el hospital con media jornada, sin embargo, su vocación incansable, la llevó a escribir libros, participar de congresos, inicialmente de manera online. Organizó sus tiempos para ir a rehabilitación, a hacer sus compras de supermercado, no dejó de ayudar económicamente a sus familiares, cuidaba a su gato, regaba sus plantas. Es decir, fue adaptando su mundo, pese a la limitación motriz que presentaba. Ahora, ya en otro presente, se ha transformado también en escritora, y ha vuelto a trabajar en el hospital y en la Facultad de Medicina, como siempre antes lo hizo.

Hoy por hoy, se considera una persona autovalente, puede desenvolverse sola y mantiene solo como instrumento, amigo cercano y fiel, a su bastón. Ha recuperado propiocepción, no totalmente, pero ahora puede reconocer y diferenciar pierna izquierda de la derecha y una vez que logre tener un mejor equilibrio tal vez hasta pueda volver a bailar.

Tito relata que todas estas vivencias de enfermedad le sirvieron para aprender, pero, sin duda, la compañía de sus hijos y, en especial, de su señora fue y sigue siendo fundamental. Más que preguntas, tenía incertidumbres que trataba de dejar atrás manteniéndose ocupado física y mentalmente. Los cambios físicos fueron totales, ya que fuera de la pérdida de la masa muscular, no tenía movilidad ni coordinación.

Tuvo que aprender a caminar y a comer de nuevo, entre otras muchas cosas. Logró volver a su departamento ubicado en la costa central de Chile, siempre en compañía de su esposa. Comenzó a trabajar de manera esporádica en su profesión. Dedicándole el tiempo necesario a la terapia física, hasta que comenzó a dar unos grandes paseos por la playa, junto a su esposa. Una buena noticia es que pudieron sacarle la colostomía y así tener mayor libertad para moverse. Este hito generó que recuperara seguridad en sí mismo.

Kike, por su parte, siempre fue un hombre muy luchador e incansable; esa característica le permitió que su parte cognitiva mejorara notoriamente, al punto que interactúa en todas las situaciones familiares que rodean la vida de sus hijos y nietos. Se volvió una persona más tranquila, menos ansiosa, más alegre (apoyado con medicamentos), y ha sido una persona muy fácil de llevar. Hoy ya está en casa, junto a su esposa, quien lo acompaña día a día. Si bien por su condición funcional se encuentra limitado física y comunicacionalmente, cuenta con el apoyo de su esposa e hijos, quienes lo cuidan e integran en las actividades familiares y sociales.

Escucha desde un iPad audiolibros de cuentos, eso ha contribuido a que avance cognitivamente. También escucha programas políticos, ve partidos de fútbol y está muy al tanto de la actualidad. Su esposa lo ha llevado a sufragar en todas las votaciones, él entiende las instrucciones y manipula la papeleta electoral dentro de sus capacidades. Lo lleva al supermercado para que elija algunos productos, lo mismo hacen en la feria para comprar verduras. La Vega (mercado mayorista y minorista de alimentos) es un lugar muy familiar para él, ya que creció cerca y siempre fue a comprar ahí, así que hay muchas personas que lo conocen y lo saludan muy cariñosamente.

Su esposa quiere que el tiempo que viva entre ellos esté cada vez más integrado. Ya no espera que camine ni hable, pero sí que sea parte de la vida de su familia; quiere subirlo a un avión y llevarlo a otros lados, y desearía que su partida sea tranquila, para que no sufra. Viviana, su esposa, quien nos relata acerca de Kike, incluso logró estudiar una segunda carrera, que le permitirá tener mayor tranquilidad económica. Como él trabajó toda su vida, había una consecuencia económica que afectó a toda la familia y de la cual había que hacerse cargo en esta etapa.

Óscar ha tomado el camino de la rehabilitación muy en serio. Pese a que no puede ponerse de pie solo, cuenta con un cuidador 24/7, vive con su señora, ya que todos sus hijos se casaron y se fueron de casa. Uno de los grandes hitos que tuvo, es que preparamos el vals para el matrimonio de su hija menor, en donde por 3 meses una vez a la semana ensayaba con ella las estrategias de pasos básicos de baile para acompañarla el día de su boda. No solo logró esto, sino que bailó con su esposa, acompañado de todos sus hijos y hermanos. Óscar ha podido avanzar. Hoy en día sigue involucrado en sus negocios, asiste a reuniones y algo muy importante, es que ha mantenido una rutina de actividad física, que incluye cinco horas de entrenamiento a la semana.

No cabe duda de que su vida cambió, y aún sigue cambiando, ya que no ha concluido el ciclo de su enfermedad —que quizás nunca concluya— después de una experiencia como la que tuvo que vivir. Sin embargo, sí ha podido dimensionar las cosas en su justa medida, dejando pasar lo que realmente no tiene trascendencia, valorando el tiempo del día a día, ya que solo está seguro el presente. Él le asigna mucha importancia a eso.

El apoyo de los kinesiólogos y preparadores físicos lo encuentra fundamental, ya que para personas como él, sin esa constante combinación de acompañamiento y exigencia, habría sido mucho más difícil la recuperación. Es un trabajo duro y largo, sin cuyo apoyo, todo es más complejo. Lo sicológico ayuda también, y mucho, pero la psique se recupera antes que el cuerpo.

Por último, Santiago, participa esporádicamente en proyectos laborales y ha seguido con sus aficiones, le ha dedicado a su rehabilitación prácticamente el ciento por ciento de su tiempo. Si bien la evolución de su cuadro no siempre ha sido grata —ya que provoca no solo fatiga, sino que espasmos musculares, dolor y debilidad— él ha permanecido firme en la batalla diaria.

Él está consciente que si bien no tiene como objetivo la recuperación total, cada día constituye un nuevo desafío. Está altamente consciente de que el moverse diariamente, intencionar el movimiento, va a permitir que mantenga algunas funciones como por ejemplo, comer un trozo de fruta con tenedor solo, o sentarse frente a su computador y hacer algunas actividades de oficina o abrazar a su señora, hijo y nietos. La movilidad básica es esencial para las personas mayores, más aún para quienes por alguna enfermedad restringen su movilidad. Esta contribuye a mantener la independencia y la calidad de vida.

A continuación, se presentan algunas sugerencias de ejercicios, como las rutinas de pararse y sentarse, junto con las repeticiones recomendadas y los beneficios neurológicos de mantener una posición vertical durante el día.

Ejercicios de pararse y sentarse

Sentadillas en silla: párese frente a una silla firme con los pies separados a la altura de los hombros. Baje el cuerpo hacia la silla como si estuviera sentado, deteniéndose antes de sentarse, y luego regrese a la posición inicial. Repeticiones: realice de 10 a 15 repeticiones, aumentando gradualmente el número según su capacidad. Beneficios: fortalece los músculos de las piernas y el core, mejorando la estabilidad y reduciendo el riesgo de caídas. NIA/ NIH, 2010.

Elevación de talones: párese con los pies separados a la altura de los hombros y eleve los talones, manteniéndose en puntas de pie durante unos segundos, luego baje lentamente. Repeticiones: realice 10 repeticiones, aumentando gradualmente según su capacidad. Beneficios: mejora el equilibrio y la fuerza de las pantorrillas, esenciales para la movilidad diaria.

Beneficios neurológicos de mantenerse en posición vertical:
mantenerse en posición vertical durante el día tiene varios beneficios neurológicos, incluyendo: mejora de la circulación sanguínea: la posición erguida facilita el flujo sanguíneo hacia el cerebro, lo que puede mejorar la función cognitiva y la alerta mental. Estimulación de la neuroplasticidad: la actividad física y la postura erguida estimulan la formación de nuevas conexiones neuronales, favoreciendo la plasticidad cerebral. Reducción del riesgo de deterioro cognitivo: la actividad física regular, que incluye mantener una postura vertical, se ha asociado con un menor riesgo de deterioro cognitivo y demencia en personas mayores. OMS, 2020.

Es recomendable realizar estos ejercicios diariamente, preferiblemente en días alternos, para obtener los máximos beneficios. Antes de iniciar cualquier rutina de ejercicios, es aconsejable consultar con un profesional de la salud para asegurarse de que los ejercicios sean adecuados para su condición física.

~

El proceso de conciencia ha sido paulatino y progresivo. Desde el alta, ha tenido varios cambios anímicos que requirieron apoyo terapéutico y mucha fuerza anímica para seguir avanzando, no obstante, lo difícil que era el día a día. Todo en su familia cambió, pero siempre ha intentado que en especial sus hijos siguieran adelante con sus vidas de la manera más normal posible.

Santiago señala que, sin salud, todo pierde valor y sentido. Sin embargo, ha revalorado el sentido de la vida y el factor del tiempo en cuanto a habitar el presente. De hecho, cree que darse cuenta de que solamente existe el presente, ha sido muy valioso, porque le ha permitido aprender a disfrutar del hoy de manera consciente.

Su autodefinición actual es la de un gladiador. Aún no acepta su enfermedad. Busca instancias que favorezcan su independencia y dignidad. Sin embargo, define su calidad de vida como anormal. También tiene una mirada crítica sobre el sistema de salud actual.

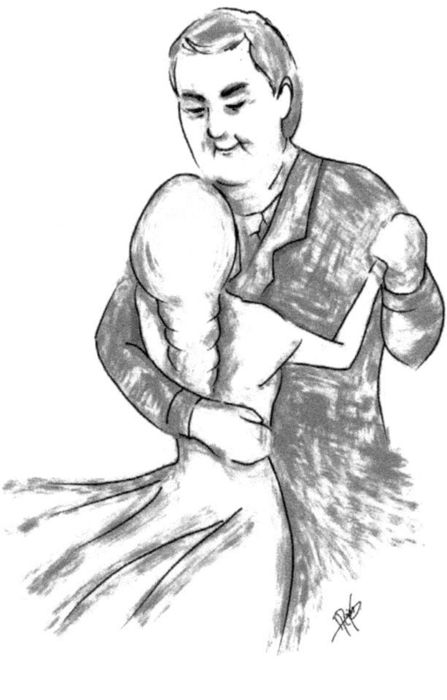

Óscar

CAPÍTULO 5
Vamos a la práctica

Conversando con los *elástikos*, han surgido algunas inquietudes, necesidades, ideas que podrían mejorar la calidad de vida no solo de ellos, sino de quienes enfrentan cambios radicales en su vida a raíz de una enfermedad. Si bien ellos viven en Chile, sus ideas se pueden extrapolar al resto de la región.

A cada uno de los *elástikos* les hice las mismas preguntas y todos respondieron con absoluta libertad y autonomía. La pregunta principal era ¿cuáles son los aspectos en los que podrían sentirse más apoyados para enfrentar esta nueva etapa de sus vidas? Plantearé sus sugerencias de la manera más fidedigna a lo que ellos mencionaron. Aquí resumo sus sugerencias:

- Automatizar los procesos previsionales e hitos siniestrales de previsión para salud, seguros, jubilación, liberando todos los trámites formales, que son una carga y preocupación más para el paciente, y una distracción que significa demasiado tiempo.

· Declaración de enfermedad catastrófica en procesos previsionales de salud, jubilación, seguros, formularios de reembolso, actuación de seguros, comunicación de herramientas estatales de prevención obligatorias.

· En el caso de personas dependientes, idealmente debe buscarse un cuidador cuando no es la familia quien se hace cargo. Una de las sugerencias en este ámbito es que haya algún servicio que detalle la experiencia del cuidador, ya que generalmente se obtiene información de ellos por referencias. Hoy en día, conforme avanza el conocimiento y tecnología en salud, hay necesidades complementarias en los pacientes que requieren de un cuidador. Según cada caso, se requiere que tengan formación en ejercicios de movilidad básica, para fomentar la movilidad diaria. Sería un plus saber si tienen licencia de conducir o hablan un segundo idioma, si manejan algún tipo de tecnología o bien tienen la disposición para aprender a manejarla. Sería bueno saber si tiene pasaporte, por si tienen que acompañar al paciente a un viaje al extranjero, pero lo más importante es que se establezca una relación de confianza con la familia con un enfoque en el proceso de rehabilitación.

A partir de estas consideraciones, puede entenderse que el cuidado de personas dependientes constituye una necesidad creciente a nivel mundial, particularmente en Iberoamérica y Chile, donde el envejecimiento y las enfermedades crónicas aumentan la demanda. Los costos y la disponibilidad de cuidadores varían entre países y según el tipo de atención (domiciliaria o institucional). En Chile, aunque los costos directos son relativamente bajos en comparación internacional, la carga para cuidadores informales puede ser significativa si ello interfiere con su vida laboral. Además, la calidad del cuidado depende de la formación recibida, que incluye desde tareas básicas de salud y actividades de la vida diaria hasta apoyo emocional. La selección del cuidador adecuado requiere evaluar el nivel de dependencia, la experiencia, referencias y compatibilidad personal.

Un aspecto clave, respaldado por la literatura en rehabilitación y envejecimiento activo, es que cuando existe cierto grado de dependencia, el cuidador no debe limitarse a suplir funciones, sino también fomentar la autonomía y participación del paciente. Diversos estudios en discapacidad y envejecimiento señalan que mantener la actividad física y la estimulación cognitiva favorece la funcionalidad y reduce la progresión de la dependencia (WHO, 2015; World Report on Ageing and Health; Cieza et al., Lancet Public Health, 2021). Por ello, se recomienda que los cuidadores promuevan acciones que incentiven la movilidad, la toma de decisiones y la actividad física adaptada, más que fomentar el sedentarismo, siempre ajustándose a las capacidades motoras y cognitivas de cada persona.

~

Uno de los problemas más complejos para implementar medidas es que las personas en situación de discapacidad están a cargo de cuidadores (que no son familia, necesariamente) y las familias se conforman con eso. Entonces la relación necesidad vs solución quedan insertas en el ámbito individual.

· Las personas en situación de discapacidad deben tener transversal e igualitariamente soluciones que mejoran su calidad de vida, y que no dependa del bolsillo individual, sino del interés de la familia y de la sociedad, ya que a todos nos puede pasar.

- Facilitar la asistencia para el paciente y el acompañante a los locales de votaciones.

- Que existan iniciativas de ropa adaptable, para que facilite la labor del cuidador. Por ejemplo: calzado, poleras, pantalones con cierre o velcro. Algunos pacientes quieren seguir vistiéndose como siempre, según sus gustos personales. Tener servicios que adapten el vestuario a cada necesidad sería de gran ayuda.

- Que exista un organismo estatal que haga un seguimiento y solucione los problemas del cuidador, incluso sería genial que existiera ayuda estatal para la salud mental del cuidador.

- Más estacionamientos de discapacitados en las calles. Ojalá que tengan algún control con código de QR que esté asociado al carnet de discapacitado, de forma que no pueda ser usado por vehículos que no trasladan a personas con capacidades diferentes. Junto a esto, sería bueno mejorar la eficiencia al momento de obtener el carnet de discapacidad.

- Letreros o pegatinas visibles para los vehículos. Hoy solo se dispone del típico logo de silla de ruedas, que es difícil de ver desde vehículos grandes (como los buses del transporte público).

- Uso de vías exclusivas (por donde transita el transporte público) para vehículos de discapacitados.

- Las ciclovías deberían tener letreros que indiquen que también son para las sillas de ruedas; esto porque las veredas no están en condiciones de mover una silla de ruedas en largas extensiones, entonces se dificulta sacar a pasear a personas que deben usarlas.

- Debería existir una organización formal, donde las personas en situación de discapacidad puedan ofrecer y/o comprar artículos usados (de quienes ya no los necesitan) que puedan servir a otros pacientes, una especie de almacén (con esto se ayuda a obtener productos que cumplieron el uso y sean requeridos por nuevos pacientes).

- La pensión de invalidez tiene, por ley, un tope de edad de 65 años. Por lo tanto, una persona que está en situación de discapacidad a los 66 años ya no recibe los beneficios. La sugerencia es que no tenga límite de edad para recibir este tipo de pensión, ya que se debe considerar que las necesidades de la persona aumentan.

- En relación a las pensiones, indudablemente tiene que haber una edad tope, pero me parece que 65 para la expectativa de vida actual es muy bajo y debe ser actualizado. Ejemplo: Kike quedó con un 85% de discapacidad a los 69 años y recibe la misma pensión que una persona de esa edad que puede continuar ejerciendo alguna labor para aumentar sus ingresos, en cambio él no tiene esa posibilidad.

- Me parece importante recordar que no todos los síndromes aparecen en personas mayores. Por ejemplo, la esclerosis múltiple puede comenzar incluso a los 20 años, y por eso las necesidades son distintas. Sería de gran ayuda que los centros ofrecieran rebajas o tarifas diferenciadas en servicios de actividad física y deporte, con planes flexibles y acompañamiento profesional según el nivel de gravedad y el momento clínico. Quienes ya hacíamos deporte antes del diagnóstico necesitamos facilidades para continuar; y quienes no, apoyo para empezar e incorporar el ejercicio como un nuevo hábito.

Tipos de apoyo y ayudas para cuidadores

- Formación: programas educativos para mejorar las habilidades del cuidador.

- Asistencia económica: subsidios o ayudas económicas para aliviar los gastos que implica el cuidado.

- Asesoramiento psicológico y emocional: ayuda para los cuidadores que enfrentan el estrés de cuidar a un ser querido.

- Respiro y apoyo temporal: servicios que ofrecen cuidado temporal para que el cuidador tenga un descanso.

- Servicios de apoyo familiar: recursos de orientación sobre cómo manejar la carga de cuidado y mejorar la calidad de vida tanto del paciente como del cuidador.

Es importante que los cuidadores se informen sobre los programas disponibles en su país, ya que muchos de estos apoyos se encuentran a nivel local o regional, y podrían variar dependiendo del tipo de dependencia o enfermedad del paciente.

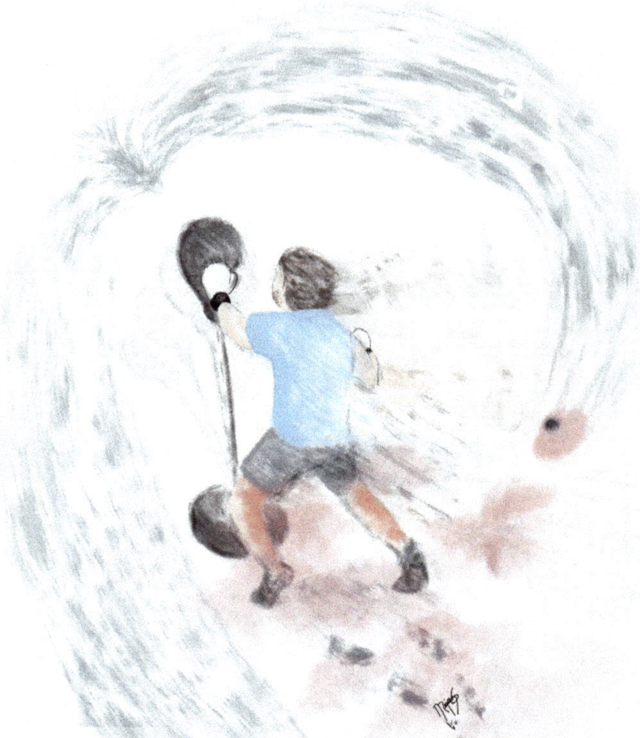

Santiago

EPÍLOGO

Nos hemos podido dar cuenta de que el «elástico» ha tomado una nueva forma, con mayor o menor tensión que antes, probablemente asumiendo que, si ocurre una nueva deformación, cada uno lo asumirá con una mirada distinta.

Recorrimos historias diferentes, valiosas, que se siguen escribiendo, ya que todos formamos parte de ciclos en donde, pese a las complejidades que tiene la vida, buscamos sobrevivir.

Nuestro cerebro busca la manera de adaptarse a la nueva situación de vida que estamos pasando, y también necesita de aliado a nuestra red más inmediata, que finalmente, son quienes, según los testimonios aquí descritos, apoyan a levantarse a la persona en situación de discapacidad.

Sugiero no quedarnos en el conocimiento, sino en la ejecución de soluciones prácticas que fomenten la dignidad y respeto de todos nosotros cuando nos toque experimentar una situación de sobrevivencia como los protagonistas de esta historia.

Los *elástikos* han sido resilientes y, por qué no, superhéroes que nos han enseñado, como queda plasmado en estos relatos, que teniendo la oportunidad de atención en salud, sumado a una actitud propositiva y perseverante, apoyados en el ámbito familiar y económico, se puede avanzar, proponer, participar en la sociedad y vivir siendo persistentes, valientes y extraordinarios seres humanos.

Mirémoslo así porque cualquiera de nosotros podría pasar por algo similar, y al igual como mencioné en el párrafo que dio comienzo a este libro, necesitamos ser más empáticos y aportar en la convivencia con nuestros semejantes. Lo esencial es existir y vivir desde la cooperación mutua.

Glosario de Instituciones Citadas

- **NIA:** National Institute on Aging (Instituto Nacional sobre el Envejecimiento, EE. UU.).
- **NIH:** National Institutes of Health (Institutos Nacionales de la Salud, EE. UU.).
- **OMS:** Organización Mundial de la Salud (World Health Organization, WHO).
- **AAFP:** American Academy of Family Physicians (Academia Estadounidense de Médicos de Familia).
- **Mayo Clinic:** Institución médica y de investigación sin fines de lucro, EE. UU.
- **Manual Merck:** Merck Manual of Diagnosis and Therapy, obra de referencia médica publicada por Merck & Co.
- **MedlinePlus:** Servicio de información en salud de la U.S. National Library of Medicine (parte de NIH).

www.ingramcontent.com/pod-product-compliance
Lightning Source LLC
LaVergne TN
LVHW050832051026
849532LV00008B/3229
* 9 7 8 9 5 6 6 1 3 1 8 8 5 *